DU
TRAITEMENT INTELLIGENT
DE LA FOLIE

ET

APPLICATION DE QUELQUES UNS DE SES PRINCIPES

A LA RÉFORME DES CRIMINELS.

1re FACE DE L'ENTENDEMENT HUMAIN : **Les penchants inférieurs ;**

2e FACE DE L'ENTENDEMENT HUMAIN : **Les sentiments moraux ;**

3e FACE DE L'ENTENDEMENT HUMAIN : **Les facultés intellectuelles et perceptives ;**

PAR LE DOCTEUR

FÉLIX VOISIN,

Médecin en chef des aliénés de l'hospice de Bicêtre (première section),
membre de la Légion-d'Honneur, etc., etc.

(Premier Mémoire.)

A PARIS,

CHEZ J.-B. BAILLIÈRE,

LIBRAIRE DE L'ACADÉMIE ROYALE DE MÉDECINE,
Rue de l'École-de-Médecine, 17 ;

A LONDRES, CHEZ H. BAILLIÈRE, 219, REGENT-STREET.

1847.

DU

TRAITEMENT INTELLIGENT

DE LA FOLIE.

Paris. — Imprimerie de L. MARTINET, rue Jacob, 30.

AVANT-PROPOS.

Ce travail n'est point le produit de l'imagination. Il est le résultat de vingt-cinq années d'études bien sévères et bien consciencieuses. Et si on veut se donner la peine de le lire avec quelque attention, on ne le prendra point, je l'espère, pour un discours philosophico-littéraire. Je n'aime pas les choses vagues ou, ce qui est à peu près identique, des niaiseries habillées d'un beau style. D'ailleurs je ne suis point un écrivain ; le terrain sur lequel je me place est positif, matériel, invariable comme celui de la nature même. Je le dis sans la moindre hésitation, mon travail restera inattaquable et bravera les efforts de la critique tant que le sol sur lequel je l'ai bâti ne sera point autre que ce qu'il est, tant que l'organisation de l'homme restera ce qu'elle est et que le monde extérieur qui l'influence et la modifie ne sera pas changé. C'est l'homme tout entier que je viens formuler sous les trois grandes faces de sa nature éternelle. La médecine mentale ne peut trouver ailleurs ses points de départ et d'appui.

Je soutiens que le traitement de la folie ne sera intelligemment ordonné que lorsque l'on connaîtra parfaitement bien dans leur état normal les facultés instinctives, morales, intellectuelles et perceptives qui dessinent et qui forment par leur ensemble la spécialité de notre brillante existence.

Qu'on ouvre les ouvrages de mes prédécesseurs sur l'aliénation mentale, et on verra si, malgré les excellentes choses qu'on y trouve, les premières considérations que je livre aujourd'hui à la presse médicale ne présentent pas sur eux tous l'avantage d'asseoir la thérapeutique sur la constitution même de l'humanité. Voilà ce qu'il y a de nouveau dans mon traitement intelligent de la folie. J'asseois la science sur sa véritable base, sur le cerveau, instrument de l'âme, condition organique indispensable à la manifestation de tous ses pouvoirs ▆▆▆▆▆. Je ne sors point des sphères propres de son activité ; je me tiens renfermé dans ce cercle au-delà duquel on ne peut trouver que du vide ou ne faire que du pathos, et je voudrais y faire entrer mes confrères.

Je viens populariser la doctrine de mes maîtres sur cet organe important, dont il convient enfin de faire apprécier les forces diverses, les forces radicales, les forces innées ; je viens en déployer toutes les surfaces sensibles; et en raison de la merveilleuse adaptation de notre être avec tous les objets du dehors, je viens indiquer par quels moyens extérieurs on peut toucher, soulever sa substance ou modifier et harmoniser son action.

Je ne veux donc pas, comme on le voit par ces expressions si simples et si naturelles, me perdre dans les nuages de la spéculation ou dans les rabâchages innocents et fleuris des discours philosophico-métaphysico-littéraires. Je marche tout bonnement terre à terre. Je rassemble des faits, je les rapproche, je les compare, j'en déduis les conséquences. Et, comme un homme de courage et de bonne foi qui croit dire des choses utiles, je viens, en définitive, livrer avec bonheur et respect les produits de ma tête au jugement impartial de mes contemporains.

DU
TRAITEMENT INTELLIGENT
DE LA FOLIE.

S'il est utile en pathologie générale
d'étudier la santé avant la maladie, il est
également indispensable en pathologie
mentale d'étudier la raison avant la folie.

P. JOLY.

Premier Mémoire lu à l'Académie royale de médecine
le 20 avril 1847.

Messieurs,

Dans un moment où les différents gouverne-
ments d'Europe s'occupent avec tant de sollici-
tude des aliénés et des criminels ; dans un moment où je vois de tous côtés construire en leur
faveur des asiles, où l'on s'efforce de rendre
les uns à la raison et les autres à la vertu,
comme médecin et comme homme qui depuis
longtemps déjà s'est appliqué à étudier ces
deux classes de malheureux, je sollicite l'honneur de vous présenter quelques considérations
qui me paraissent utiles pour le but qu'on se
propose d'atteindre.

Quelle haute et belle mission que celle de guérir des aliénés et d'ennoblir des criminels !

Les observations que je vous soumets aujourd'hui sont particulièrement applicables à l'étude et au traitement des maladies mentales ; néanmoins vous ne tarderez point à remarquer qu'elles se rattachent par un grand nombre de points à l'étude et au traitement des hommes que la société a rejetés de son sein, et qu'elle ne désespère pas d'y faire rentrer un jour.

Ces rapprochements d'ailleurs sont inévitables et ne sauraient vous étonner. L'homme, vous le savez, ne peut jamais être séparé de l'homme, et soit que l'on parle des idiots ou des hommes de génie, soit qu'il s'agisse de la foule ordinaire, insignifiante et tranquille de l'espèce humaine, ou que l'attention s'arrête sur les têtes passionnées qui figurent dans ses rangs et qui sont souvent aussi près de la folie que du crime ou de la vertu, toujours est-il, que sauf quelques différences plus ou moins sensibles, nous tenons à eux tous par un ou plusieurs points de l'âme humaine.

En effet, quels qu'aient pu être envers nous les dons du créateur, quelque favorables qu'aient pu être les choses du dehors à notre évolution instinctive, intellectuelle et morale, il faut reconnaître un fait général incontestable, c'est que, eu égard aux inégalités de la nature dans la répartition de nos facultés, eu égard à là diversité des circonstances extérieures qui entravent ou facilitent le développement de ces mêmes facultés, et eu égard au mode exclusif et tronqué de notre existence qui en est la conséquence immédiate, nous ne pouvons nous séparer de nos semblables sans perdre un moyen précieux d'instruction, sans laisser échapper l'occasion de nous compléter nous-mêmes. Oui, messieurs, il ne suffit pas de nous recueillir isolément et de descendre dans nous pour analyser les pouvoirs de l'humanité ; il faut aussi étudier nos semblables et descendre dans eux-mêmes, si nous voulons que l'homme tout entier se révèle à l'homme. Ce n'est qu'à l'aide des faces diverses qu'ils présentent avec nous dans le tableau du monde qu'il nous est possible d'arriver à posséder la clef de tous les mouvements du cœur humain. Aucun homme ne peut se donner comme représentant à lui seul l'humanité tout entière.

Le médecin qui veut s'occuper avec fruit du traitement des maladies mentales doit donc commencer par étudier la nature humaine, non seulement dans lui-même, mais autant que possible dans tous ses semblables. C'est lui surtout qui ne doit rester étranger à aucune des choses de l'humanité, et c'est ici justement que le défaut des bonnes études spéciales, sur ce sujet, se fait généralement sentir. Je ne saurais trop insister sur ce point, messieurs : car plus le traitement des maladies mentales est énergique et plus il conduit vite à la mort, au suicide ou à l'incurabilité, si celui qui le prescrit et l'applique fait abstraction, dans son omnipotence et son orgueil, des particularités que peuvent présenter ses malades dans leur sensibilité, leur caractère et leur intelligence ; s'il veut indifféremment les faire fléchir tous sous son impitoyable niveau ; si, dans son système exclusif ou dans sa volonté de fer, il ne compte que lui, que lui seul, et n'admet ni ne conçoit de résistance que pour s'efforcer de la briser à l'instant même.

Je le dis sans aucun sentiment d'amour-propre, et j'espère être assez heureux tout à l'heure pour vous le démontrer : partout aujourd'hui on veut guérir les aliénés, partout on veut modifier, éclairer, réformer les criminels, et partout on manque des éléments scientifiques nécessaires pour accomplir cette grande et belle entreprise. Les lumières ne sont pas au niveau des sentiments, et l'on reste au-dessous de la tâche que l'on s'est imposée.

Sans autre préambule, je demanderai : Que

faut-il faire? Comment s'y prendre pour ramener une tête humaine à elle-même, soit qu'elle
soit tombée dans le crime, qu'elle se soit
souillée de tous les vices, soit qu'elle ait été
frappée d'aliénation mentale? La réponse est
toute simple : pour modifier l'homme, il faut
connaître l'homme. Vous n'exercerez point d'influence sur lui, si vous ne connaissez sa nature,
si vous ne savez par quelles surfaces senso-
riales, par quels points de son âme, de son
corps, de son esprit, ou de son cœur vous devez
et vous pouvez l'attaquer. Messieurs, la science
de la nature de l'homme est encore aujour-
d'hui renfermée dans votre sanctuaire. A part
quelques rares exceptions, les philanthropes
qui se proposent d'opérer des réformes dans
le régime physique et moral de nos hospices
d'aliénés et de nos grands établissements péni-
tentiaires, savent-ils, par exemple, de quel ordre
et de quel nombre de pouvoirs se compose
l'entendement humain? Savent-ils, en un mot,
quelles sont les différentes facultés qui, par
leur ensemble et leur harmonie, constituent
l'existence propre et unique de l'humanité?
Nous nous imaginons vivre dans le siècle des
lumières, et je suis, pour mon compte, tout à
fait de cet avis. Cependant, adressez la question
que je viens de poser à tous les coryphées de

nos brillantes universités d'Europe ; adressez-la à nos ecclésiastiques, à nos pairs de France, à nos députés, à nos jurisconsultes, j'oserai dire le mot, à plusieurs de nos confrères, et vous verrez s'ils se doutent, en général, des richesses de notre constitution ; vous verrez si, en dehors de la métaphysique obscure qu'ils ont prise sur le banc des écoles, ils sont allés, dans leurs profondes études, au-delà de quelques observations exactes et bien faites sur les sens extérieurs ; vous verrez s'ils pourront vous dire quels sont les penchants qui nous sont communs avec les espèces inférieures, quels sont les sentiments moraux qui nous distinguent d'elles toutes ; et s'ils vous diront également quelles sont les facultés intellectuelles et perceptives qui nous mettent en dehors et au-dessus du reste de la création.

Et cependant, à commencer par *les penchants*, car je vais successivement vous parler de toutes les facultés de l'entendement humain, *les penchants*, ces activités inférieures de la tête humaine, assurent par leurs forces propres la conservation et la reproduction de notre espèce. Ce sont eux qui, par leurs applications normales et bien ordonnées, nous font aimer la compagne de nos jours ; ce sont eux qui nous font chérir et protéger nos enfants, qui nous

font lutter contre les obstacles de la nature
extérieure, et nous donnent, dans d'autres circonstances, ce courage qui a tant de fois honoré
l'humanité. Ce sont eux qui, par la prudence
et la circonspection, le tact et le savoir-faire,
nous font échapper, nous et les nôtres, à une
multitude de dangers, et nous arment contre
la violence de nos plus fortes passions. Ce sont
eux, enfin, qui sont l'âme du commerce et de
l'industrie, qui font courir l'homme après le
bien-être et la fortune, et qui lui font élever
ces constructions solides et élégantes, ces tem-
ples, ces palais magnifiques qui contrastent si
vivement avec les habitations des espèces inférieures, et qui témoignent déjà si noblement,
par eux seuls, des besoins élevés de sa constitution.

Les penchants inférieurs dont, en général,
on ne sait ni le nom, ni le nombre, ni les associations diverses, ni les influences respectives!..
mais ce sont eux qui, pendant des siècles, par
leur fougue, leur violence et leur égoïsme, ont
assujetti l'intelligence, fait taire les sentiments
moraux et gouverné le vieux monde de l'humanité. C'était sur ces facultés vivaces, abandonnées à elles-mêmes, sans limites et sans
frein que Rome avait établi son empire et con-
quis l'univers, et c'est contre leur matérialisme

colossal, épouvantable, hideux, qu'est venu protester, il y a deux mille ans tout à l'heure, le Sauveur de l'humanité.

Les penchants inférieurs !... mais malgré la promulgation de la loi sainte et nouvelle, malgré l'appel incessant fait par elle aux facultés les plus élevées et les plus nobles de notre constitution, ces virtualités ne se ressentent-elles pas encore de leur sauvage et précoce énergie? Dans le milieu social au sein duquel nous passons notre vie, trouvent-elles aisément la satisfaction de leurs besoins impérieux, et ne rencontrent-elles pas, par opposition à cela, une foule d'excitations qui en redoublent l'activité? D'une autre part, les bénéfices de l'instruction et de l'éducation surtout à laquelle on entend encore si peu de chose de nos jours, ont-ils réellement et bien profondément pénétré dans les dernières classes de notre ordre social? L'intelligence et les sentiments moraux, par conséquent, y font-ils suffisamment contrepoids dans la tête? Est-il vrai que les temps promis soient venus, et que l'homme soit apparu dans l'homme? Venez dans nos hospices d'aliénés, messieurs, cherchez-y les causes les plus fréquentes des maladies mentales, et vous verrez combien de fois ces tristes affections ont été provoquées par la souffrance de presque tous les instincts de conservation, quand elles n'ont point été le résultat de leur emploi brutal et désordonné.

Je ne saurais trop le faire entendre à cette tribune qui a tant de retentissement en France: tout ce qui frappe l'homme dans sa racine, dans sa base, dans les assises de sa constitution tout entière, je veux toujours dire, en m'exprimant ainsi, *dans ses penchants inférieurs*, dans les forces primitives sur lesquelles je m'efforce en ce moment d'appeler l'attention des hommes de la science, conduit promptement et fréquemment à la folie.

Permettez-moi de vous présenter à ce sujet un extrait sommaire de mes archives de Bicêtre.

La misère et tous les maux qu'elle entraîne avec elle, l'impossibilité où elle met presque toujours les malheureux que je reçois dans cet hospice de faire face à leurs premiers besoins et à ceux de leurs enfants; la saisie de leur mobilier, la douleur immense et profonde de se voir sans asile et sans pain; en pareilles circonstances souvent, les mécomptes de l'amitié, les infidélités dans l'amour, ou bien, par surcroît d'infortune, la perte des personnes qui leur sont les plus chères, voilà ce qui va droit au cœur de mes pauvres clients, voilà ce

qui en fait tant mourir, et, quand ils ne meu-
rent pas, voilà ce qui empoisonne leur existence, ce qui abat leur courage, ce qui remplit
leur âme d'inquiétude, ce qui leur enlève tout
ressort et toute énergie, et ce qui les fait arriver au suicide ou à l'aliénation mentale.

Les penchants inférieurs !.... Eh bien ! puis-
que j'ai promis, autant que l'occasion s'en
présenterait, de ne point séparer l'homme de
l'homme, assistez un instant avec moi, messieurs, aux débats de nos cours criminelles.
Quels sont les hommes qui viennent en masse
s'asseoir sur les bancs de la justice? Ce sont
les hommes de la vieille société, ce sont ceux
que le christianisme, que la société moderne
n'ont point encore transfigurés, ce sont les
hommes des penchants inférieurs.

Privés presque tous d'instruction et d'éducation, ne possédant par conséquent que peu
d'intelligence et de moralité, ils subissent
presque sans pouvoir s'en défendre la tyrannie
de leurs instincts. On ne les a point éclairés,
on ne les a point ennoblis : chez eux, les inci-
tations de la bête n'ont point passé, si je puis
dire ainsi, à travers les lumières et les gran-
deurs de l'humanité, et elles n'en ont point
reçu de modification ni d'empreinte. Ainsi en-
levés à leur propre nature, dépossédés d'eux-

mêmes, réduits en quelque sorte à leur gros-
sière animalité, ils sont tombés dans tous les
excès de leurs qualités mêmes, et ils ont vécu
dans l'intempérance, la luxure, l'égoïsme et la
convoitise, la bataille et la ruse, le vol et le
brigandage, jusqu'au moment où la société justement alarmée est venue leur demander
compte de leurs crimes et de leurs infamies.

Voyez, messieurs, l'intérêt qui s'attache à
l'étude de la nature de l'homme : je viens de
signaler les désordres et les malheurs dans
lesquels nous précipitent nos penchants inférieurs, lorsqu'ils ne sont point subordon-
nés à la suprématie de l'intelligence et des
sentiments moraux; je viens de signaler la voie
qui conduit une foule d'infortunés au bagne ou
à l'échafaud, et voilà qu'en même temps j'ai
complété l'énumération des causes qui en conduisent une foule d'autres dans nos maisons
d'aliénés. Tant il est vrai, comme je l'ai déjà dit
ailleurs, sans qu'on s'en soit aperçu, qu'il y a
souvent identité dans les causes du crime et
de l'aliénation mentale, et que l'inconduite et
l'immoralité ne peuvent jamais nous jeter que
dans l'un ou l'autre de ces abîmes!

Si vous en voulez la preuve, je vais vous la
donner à l'instant même. Ne quittons point la
scène où nous nous sommes placés, ou bien ou-

vrons tout simplement encore la *Gazette des Tri-
bunaux :* Voilà cinq jeunes filles qui ont méconnu
les sages conseils des auteurs de leurs jours :
dans la candeur de leur âme, la vivacité de
leurs instincts et la simplicité de leur esprit,
elles ont été séduites...., elles sont enceintes,
et on les abandonne au moment même où elles
ont le plus besoin d'appui et de consolation.
Sous l'influence de cette seule et même cause,
que vont-elles faire? que vont-elles devenir?
Certes on peut dire qu'elles ont été bien cruelle-
ment affectées. Eh bien, messieurs, nous avons
en main le journal, continuons-en la lecture :
l'une devient folle, l'autre commet un infanti-
cide, celle-ci se suicide; celle-là va trouver
l'auteur de tous ses maux et se venge par un as-
sassinat; la cinquième se jette dans la prostitu-
tion, et une sixième, dont j'avais bien tort de ne
pas vous parler sous le rapport de nos études
et de l'intérêt tout particulier qu'elle inspire,
s'efforce par son courage, sa résignation, son
dévouement, sa dignité, son amour, à remplir
les devoirs de sa douloureuse position, de rega-
gner une partie de l'estime qu'elle a perdue.
Elle espère quelque chose de la pitié, de la
justice et de la bonté de ses semblables.

Considérez encore ces négociants dont on
vient de trahir la confiance et d'opérer la ruine :

ils passent tout à coup, sans préparation, de l'opulence à la misère. Eh bien, je le demande encore, qui peut prévoir leurs déterminations, et que nous apprend à ce sujet l'expérience? Dans le sentiment profond de la même infortune, les uns, comme dans les circonstances que nous venons d'énumérer, mettent par le suicide un terme à leur existence, les autres sont frappés d'aliénation mentale ou portés aux réactions les plus terribles; ceux-ci montrent un caractère au-dessus de leur position, et ceux-là, oubliant leurs principes et l'honneur, voulant à tout prix, et dans le plus court délai, retrouver leur ancienne existence, se livrent aux infamies dont on leur a donné l'exemple, et dont ils ont été les victimes, et s'exposent presqu'à tout moment à encourir la juste sévérité des lois.

Avant de passer outre, messieurs, et de vous parler avec quelques détails des pouvoirs supérieurs qui nous ont été départis, et dont la connaissance approfondie n'est pas moins essentielle au traitement des maladies mentales et à la réforme des criminels que celle de nos penchants inférieurs, qu'il me soit permis de vous demander si déjà les considérations que je viens de vous présenter ne vous font pas sentir tout ce qui manque sous ce rapport à la direction des grandes études médicales. En effet, comment être à la hauteur de son apostolat, à quel titre se poser devant les aliénés ou devant les criminels, comment guérir les uns et changer le naturel vicié des autres, si on ignore toutes ces choses, ou si on n'en a que de vagues aperçus; si on ne sait en vertu de quelles facultés énergiques ils se sont mis d'eux-mêmes en mouvement, ou en vertu de quelles impressions extérieures ils ont dépassé la mesure en toutes choses? Comment agir sur toutes ces têtes violentes, perverties ou dérangées, si on ne sait à quelles activités inférieures on doit en général rattacher le triste état dans lequel nous les voyons? car enfin, chez les uns comme chez les autres, c'est dans le fond , c'est dans les forces radicales de notre constitution, c'est dans la région la plus irritable du cerveau que se sont passés les principaux phénomènes, et sans cette large base d'opérations, sans cette appréciation de tous les éléments primitifs et singulièrement vivaces de notre nature inférieure, il est impossible, je le répète, d'arrêter pour eux tous un traitement qui puisse présenter quelques chances de succès.

Indépendamment de toutes les raisons que nous avons déjà fait valoir touchant la nécessité de bien connaître l'homme dans ses penchants inférieurs pour le traiter avec intelligence lorsqu'il est aliéné, il en est encore une que nous ne devons point passer sous silence, et qui va rendre plus sensible encore notre recommandation, c'est que, dans la presque généralité des cas, les symptômes qui annoncent et font craindre l'aliénation mentale, ou qui en constituent les premiers degrés se tirent plutôt du changement de caractère que du trouble de l'intelligence même. Veuillez bien, messieurs, pour la thèse que je soutiens, réfléchir sur ces observations. Tel individu, par exemple, qui, dans huit ou quinze jours, un mois, plus tôt ou plus tard, ne sera plus le maître de lui-même, qui fera les actions les plus extravagantes, qui tiendra les propos les plus décousus, s'observe et se contient jusque là, répond avec justesse et précision aux questions qu'on lui fait, et ne fixe l'attention des personnes qui l'entourent que parce qu'il se montre, en dépit de ses efforts, tout différent de lui-même, dans ce qui a rapport à l'exercice et à l'emploi de ses penchants inférieurs.

Il était pur, chaste et tranquille dans ses amours, et il tient maintenant un langage impudique et obscène; il était excellent père, et ses enfants ne reçoivent plus ses caresses; il était affectueux, et il prend en

aversion ses meilleurs amis ; il avait du cou
rage, et il devient timide et peureux ; il avait
des mœurs douces, et le voilà violent et des-
tructeur ; on le citait comme un homme éco-
nome, rangé, presque parcimonieux, et il agit
en prodigue ; on vantait partout sa circonspection, sa prudence, et il se livre en étourdi à
tous les hasards des spéculations les plus avan-
tureuses ; il était discret, réservé, et il trahit
aujourd'hui tous les secrets de son âme ; enfin,
messieurs, il n'était point architecte, il n'ai-
mait pas les maçons, et le voilà qui veut bâtir
et qui bouleverse sa maison.

Tels sont les prodromes, les signes précur-
seurs des affections cérébrales. Les premiers
troubles se manifestent dans les penchants inférieurs, dans les facultés les plus sensibles de
notre constitution, dans celles qui ont le plus
de force et d'activité, qui apparaissent les premières dans notre existence, qui s'en vont les
dernières, et qui sont le plus fréquemment et
le plus vivement exposées à toutes les impressions extérieures. C'est là que tous les coups
sont portés, que tous les coups retentissent ;
c'est là bien souvent que se trouve le premier
siége du mal, et c'est de là que, de proche en
proche, le désordre va gagner tout l'encéphale,
et rendre évidente pour tout le monde la perte

de la raison d'un homme dont tout d'abord, en perdant l'occasion favorable d'agir, on cherchait par mille moyens ingénieux à expliquer les bizarreries maladives et involontaires.

Un fait d'une grande importance encore relativement à l'empire qu'exercent les penchants inférieurs sur l'économie tout entière, et qui fait sentir de plus en plus la nécessité d'en faire un objet fondamental de nos méditations, c'est que, par opposition en général aux sentiments moraux et aux autres pouvoirs élevés de notre constitution, chacun de nos penchants primitifs peut, en quelque sorte, à lui seul, former le caractère de l'aliénation mentale, et réclamer par cela même un traitement calculé sur sa force native prédominante, ou sur les circonstances qui ont pu en amener la surexcitation.

Nos hospices renferment une foule de malheureux qui, paraissant d'ailleurs jouir de la raison la plus saine, ne peuvent cependant faire violence à leur érotisme, ni dompter l'esprit de rixe, de combat, de dénigrement ou de dissimulation qui les anime. D'autres, dans leur sombre mélancolie, portent atteinte à leurs jours ; ceux-ci se laissent entraîner à des fureurs homicides ; ceux-là ne peuvent résister au désir de tout incendier autour d'eux, tandis que quelques uns, voulant dépasser dans le génie de

la construction les forces de l'humanité, s'abî-
ment et se perdent dans les activités déréglées
de cette faculté.

Je n'ai pas tout dit, et eu égard aux conséquences que peuvent avoir sur la thérapeutique
des aliénés les considérations que j'ai l'honneur de vous présenter, je ne puis me dispen-
ser de vous citer d'autres-faits qui vont me
servir à mettre de plus en plus en lumière l'importance des penchants inférieurs dans l'assiette
de l'économie. A quels signes croyez-vous, par
exemple, que les médecins spécialistes se con-
fient pour annoncer et promettre la guérison
d'un aliéné? Est-ce à la puissance de l'intelligence, à la régularité de ses opérations, à l'en-
chaînement et à la déduction sévère des idées?
non, messieurs, c'est lorsque le malade rouvre
son âme aux penchants affectueux, c'est lorsque,
sa raison étant toute faible, toute troublée, toute
chancelante encore, il commence à bégayer le
nom de sa femme, de ses enfants, de sa mère,
de ses amis; c'est lorsque, traité d'ailleurs avec
tous les respects que réclame son infortune, il
sent le besoin de s'appuyer sur les siens et de
reprendre ses douces habitudes. Notez bien
cette circonstance, les facultés dont nous par-
lons avaient fléchi les premières, et elles se
retrouvent les premières, pour redonner, si je

puis dire ainsi, leur assise à la constitution; et cela est si vrai, que si l'aliéné en traitement ressaisit tout d'abord son intelligence, s'il se met à raisonner pertinemment sur ses affaires, ses projets, et que son cœur reste sec, tout à l'heure il va retomber dans son délire jusqu'au moment où sa raison retrouvera pour appui les pouvoirs instinctifs de sa nature.

Encore un autre fait tiré de l'étude des maladies mentales et qui ne doit point passer inaperçu pour les médecins d'aliénés. Dans la manie, dans ce que nous appelons le délire général, le désordre, ainsi que l'expression l'indique, est partout, dans les sensations, dans les penchants, dans les sentiments, dans l'intelligence, dans les facultés de perception, dans les mouvements, dans tout l'être en un mot. Eh bien, messieurs, là encore comme dans tant d'autres situations normales ou anormales de l'économie, les penchants inférieurs, au milieu de l'exaltation universelle, dominent encore tous les autres pouvoirs de l'économie, et nécessitent une foule de mesures et de précautions calculées sur les violences et les fureurs auxquelles ils entraînent les malheureux aliénés.

Enfin, sous le point de vue qui nous occupe, j'ai fait aussi sur plusieurs idiots, par point d'arrêt dans le développement cérébral, une observation qui me paraît avoir sa signification, et que je considère comme étant ici à sa véritable place. En étudiant de près cette classe d'infortunés, on dirait volontiers que la nature a une prédilection marquée pour les penchants dont elle a doté l'universalité des êtres, pour les facultés qui assurent et conservent tout à la fois l'existence des espèces et des individus. En effet, dans les obstacles, n'importe de quel ordre, qu'elle trouve à former une tête humaine, elle parvient presque toujours à donner l'homme animal. La mutilation ne porte, en général, que sur les parties antérieures et supérieures du cerveau, sur les facultés intellectuelles et morales : les instincts seuls sont forts et bien prononcés.

Et chez les hommes en démence que ne voyons-nous pas également sous ce rapport ? L'être humain dépossédé, sans danger pour sa vie, des plus hautes facultés intellectuelles et des plus belles qualités morales se soutient encore par l'énergie de ses instincts de conservation. C'est là que la mort trouve le plus de résistance et d'obstacles ; les sources de viabilité y paraissent renfermées, et cette opinion est tellement exacte, que si l'apoplexie frappe la base du cerveau, la mort est presque instantanée. Les épanchements qui peuvent avoir lieu dans les autres parties de cet organe ne donnent point, en général, ce fâcheux dénouement.

Ainsi donc, on peut l'affirmer d'après l'observation la plus sévère et la plus attentive, les instincts inférieurs sont non seulement la condition indispensable de notre existence brute et matérielle; mais indépendamment de cela, ils portent et soutiennent de leur vigueur tous les autres pouvoirs élevés de notre noble nature. Du moment qu'ils succombent, l'homme tout entier disparaît avec eux.

Voilà déjà quelques années, messieurs, qu'un de mes confrères, renversant la signification propre du mot, ou s'en servant par habitude intellectuelle comme d'un terme général, est venu vous parler, dans cette enceinte, du traitement moral de la folie. Aujourd'hui, plus que jamais, il importe dans la science de se servir d'expressions qui rendent clairement et nettement la pensée. Ainsi donc, voulant simplifier de plus en plus l'étude des affections mentales, je vais, suivant l'engagement que j'en ai pris, continuer à faire passer successivement sous vos yeux toutes les facultés de l'entendement humain, toutes les facultés qui nous font ce que nous sommes, et qui, selon qu'elles sont bien ou mal ordonnées, nous conduisent directement à la vertu comme au crime, à la raison comme à la folie : je prouverai de cette manière que le traitement des aliénés, ainsi que celui des criminels, doit reposer sur la connaissance complète et approfondie des éléments de notre constitution cérébrale ; que ce traitement ne doit pas être simplement moral, simplement intellectuel, simplement instinctif, simplement perceptif et sensorial, qu'il doit être à la fois toutes ces choses ; qu'il doit embrasser l'homme tout entier, et que c'est en raison de ce point de vue élevé que je me suis cru autorisé à lui donner le seul nom qui lui convienne dans mon esprit, le nom *de traitement intelligent de la folie.*

Messieurs, si l'homme, dont on n'a point encore donné de définition exacte, doit être considéré tel qu'il est, c'est-à-dire sous les faces diverses de ses diverses activités, s'il doit être considéré tout à la fois comme animal, comme être moral, comme être intellectuel, comme être perceptif et sensorial, à l'instant même nous concevons l'indispensable nécessité pour le médecin, le législateur, l'instituteur, ou le prêtre, de connaître toutes ses surfaces vulnérables et en même temps tout ce par quoi il est possible d'avoir prise sur sa tête. Indépendamment du traitement physique, qui a bien aussi son importance, tous ces hommes, sous peine de ne rien comprendre à leur rôle, doivent tenir dans leurs mains tous les ressorts de notre constitution. Qu'on y réfléchisse bien : c'est l'abus de nos facultés si nombreuses et si différentes les unes des autres, c'est la multiplicité de leurs excitations, ce sont leurs affections trop pénibles et trop prolongées, ce sont leurs mouvements exclusifs et trop passionnés, ce sont leurs mécomptes qui ont porté le trouble dans notre intelligence ou qui nous ont fait oublier nos devoirs et mis en guerre contre la société, et c'est par conséquent sur elles-mêmes qu'il faut diriger l'action thérapeutique pour les ramener à leur état normal. Il n'y a pas d'autres moyens pour faire rentrer l'homme égaré dans les sentiers de la vertu, et il n'y en a pas d'autres non plus pour faire recouvrer à l'aliéné les lumières de l'esprit.

La science, comprise et appliquée de cette manière, est féconde en ressources; et si le monde extérieur n'est point encore convenablement arrangé pour nous tous, s'il nous froisse et nous fait mal, si nous n'y trouvons pas toujours la satisfaction de nos besoins les plus légitimes, si d'autre part il nous séduit, nous entraîne et nous perd, ce même monde extérieur, mieux adapté par l'intelligence à nos

aspirations naturelles, peut aussi nous donner
le bonheur, et non seulement nous guérir de
nos maladies et nous laver de nos souillures,
mais encore nous préserver de toutes les agi-
tations et de tous les désordres qui les ont
amenées.

FÉLIX VOISIN.

Vanves, 19 avril 1847.

Dans une de vos prochaines séances, si vous
me le permettez, messieurs, je viendrai .vous
parler des sentiments moraux. Ce sujet est
encore tout neuf aujourd'hui. En général, nous
ne nous connaissons point nous-mêmes, nous
n'avons point porté le flambeau de l'analyse
dans les régions supérieures de l'âme humaine.
Ici encore, il n'y a que des idées vagues dans
le monde intellectuel, on n'y sait ni le nom, ni
le nombre, ni les associations diverses, ni les
influences respectives des facultés qui, par leur
ensemble et leur groupe harmonique, constituent la haute moralité de la tête humaine.
Ces facultés destinées par la nature à assurer
notre grandeur ici-bas, sont, sous un rapport,
autant à redouter dans leurs excès que les penchants inférieurs, et elles leur ressemblent par
leur aveuglement. Comme eux, elles ont besoin

du contrôle de l'intelligence pour agir dans les sphères propres et légitimes de leur activité.

Elles nous conduisent au ridicule, au crime, à la folie, à tous les malheurs, si elles sont abandonnées à leur force exclusive, et elles entraînent l'homme d'autant plus violemment dans leur action qu'elles sont dépouillées de toute espèce d'égoïsme, et qu'elles ne se mettent en mouvement que dans les meilleures intentions. C'est en parlant de leur surexcitation et de leurs désordres qu'on a pu dire, avec vérité, que l'abus des meilleures choses est le pire des abus.

Vous concevez quelles ressources on peut trouver en elles-mêmes aussi pour ramener l'aliéné ou l'homme criminel aux conditions normales de sa nature élevée.

Ainsi donc, comme on peut déjà le voir par ce premier document : commencer par le commencement, faire ce qu'on n'a point encore fait, s'appliquer à étudier l'homme dans la plénitude et la régularité de ses pouvoirs pour savoir le traiter lorsqu'il est aliéné ou lorsqu'il est perverti ; *connaître l'homme pour le modifier*, l'attaquer en conséquence par tous les points de sa constitution, l'attaquer par ses sens extérieurs, par ses penchants, par ses sentiments moraux, par ses facultés intellectuelles et perceptives par toutes les surfaces vulnérables de son cerveau, de son entendement, de son esprit, de son cœur, de son âme, comme on voudra dire, cela m'est égal, pourvu que ma pensée soit nettement et largement comprise, voilà le sommaire de mes recommandations pour le traitement intelligent de la folie; voilà la nouvelle doctrine que j'apporte dans tout son jour, et voilà en bien peu de lignes le résumé de mon travail que, dans un journal pour lequel je professe d'ailleurs la plus haute estime, on n'a pas cru susceptible d'analyse.

Comment faut-il donc écrire ou parler pour être compris?

Passons aux sentiments moraux : ils répondront peut-être mieux à l'appel que je m'en vais leur faire.

FIN.

Paris. — Imprimerie de L. MARTINET, rue Jacob, 30.